Td 57/6

CHOLÉRA - MORBUS

DE L'INDE

IMPORTÉ A MOSCOU.

LETTRE

A M. DE TOURGUENEF,

CONSEILLER D'ÉTAT,

PRÉSIDENT DE LA COMMISSION DES LOIS ET DIRECTEUR DES CULTES,

A St-PÉTERSBOURG,

SUR

LE CHOLERA-MORBUS DE L'INDE,

IMPORTÉ A MOSCOU,

ET

SUR SON ANALOGIE AVEC L'HORRIBLE CONTAGION, CONNUE SOUS LE NOM DE PESTE NOIRE, QUI PARTIE DE LA CHINE, AU MILIEU DU 14me SIÈCLE, VINT RAVAGER L'EUROPE PENDANT 17 ANS ;

PAR L. J. M. ROBERT,

MÉDECIN DU LAZARET DE MARSEILLE,

Professeur d'hygiène navale et des maladies des gens de mer, à l'école secondaire de médecine, Membre de l'Académie des sciences, lettres, arts, et de la Société académique de médecine de la même ville ; Membre des sociétés royales de médecine de Lyon, Stockholm et Cadix ; ancien médecin ordinaire de S. M. le Roi Charles IV d'Espagne, et médecin consultant de S. M. la Reine de Suède et de Norwège ; Chevalier des ordres royaux de l'Étoile Polaire de Suède, et de Charles III d'Espagne.

MARSEILLE,

IMPRIMERIE DE CARNAUD ET SIMONIN, RUE DE LA DARCE.

JANVIER 1831.

En publiant une lettre qui ne devait être que confidentielle, je n'ai pu avoir en vue qu'un grand objet d'utilité publique. Serai-je assez heureux pour obtenir ce but? C'est ce que j'ignore : mais si mes conseils peuvent devenir utiles à la science et à l'humanité, pourquoi en aurai-je privé ma patrie. Le fléau pestilentiel est sans doute encore bien éloigné du sol de notre belle France ; mais son irruption inattendue dans plusieurs provinces de la Russie d'Europe, ne doit-elle pas alarmer les autres états limitrophes? et si sa course dévastatrice n'est point arrêtée par le froid, ou par des mesures de haute salubrité, qui peut répondre, que nous n'aurons rien à craindre, au printemps prochain, pour nos frontières du Nord!!! La même contagion qu'un avis officiel déclare exister dans les ports de la Mer Noire et de la mer d'Azoff, ne peut-elle pas franchir à son tour le Bosphore, et venir porter l'épouvante et la terreur sur tout le littoral de la Méditérannée?. Les inquiétudes de Trieste, sont déjà universellement connues.... Il suffit d'ailleurs de consulter les documens qui suivent, afin de connaître toute l'importance et l'opportunité de mes observations, de même que l'impérieux besoin de garantir la France de cette affreuse calamité.

Ainsi, le Moniteur du 23 décembre dernier, contient une lettre du Consul général de France, à S¹-Pétersbourg, adressée à S. Exc. le Ministre des affaires étrangères, dans laquelle ont lit : « on sait que le Choléra Morbus, arrivé en Russie des frontières de la Perse, vers le milieu du mois de juin, s'est d'abord répandu, malgré les premières mesures de précaution qui avaient été prises du côté du Caucase, dans les gouvernemens d'Astracan, Orembourg, Saratof et dans les pays arrosés par le Don. Arrivé à Nijni-Nowgorod, au moment de la tenue de la foire (en août dernier), c'est de cette dernière ville indubitablement, qu'il a été apporté à Moscou, par certains marchands qui avaient fréquenté ladite foire. Ce mal n'a point rencontré de barrière; fleuves, mers, montagnes, déserts; il a tout traversé, et l'Europe attentive et frappée aujourd'hui, doit chercher à réunir aux moyens préservatifs *insuffisans* que l'expérience à pu fournir jusqu'à ce jour, de nouvelles mesures plus efficaces, si l'on veut essayer de nouveau, d'arrêter ce fléau dans sa course persévérante et destructive. »

Par une dépêche, en date du 29 octobre

dernier, transmise à Mr le Ministre des affaires étrangères, Mr le Consul de France, à Odessa, « annonce que le Choléra-Morbus venait de se déclarer dans cette ville ; que d'après les instructions de St-Pétersbourg, cette maladie réclamait les mêmes mesures que la peste ; mais que pour le moment on s'était borné à surveiller les maisons infectées et à transporter les malades au lazaret, la ville ne devant être fermée, que dans le cas où les accidens se multiplieraient. »

Espérons que dans des circonstances si graves et qui annoncent un danger si imminent, le cri du salut public fera assez d'écho en France, pour être entendu de tous les amis de l'humanité, et que le bons sens national obtiendra que l'on fasse l'application rigoureuse au Choléra-Morbus importé, du régime sanitaire adopté avec tant de succès, depuis si longues années, contre la peste du Levant.

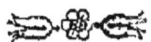

LETTRE

SUR

LE CHOLERA-MORBUS DE L'INDE,

IMPORTÉ A MOSCOU,

ET

SUR SON ANALOGIE AVEC L'HORRIBLE CONTAGION, CONNUE SOUS LE NOM DE PESTE NOIRE, QUI PARTIE DE LA CHINE, AU MILIEU DU 14me SIÈCLE, VINT RAVAGER L'EUROPE PENDANT 17 ANS.

C'est au moment où une maladie vraiment pestientielle, vient de franchir les limites si reculées de l'Asie, où elle a pris naissance, pour pénétrer en Russie, après avoir désolé les provinces méridionales du Caucase, que j'ai cru du devoir d'un médecin ami de l'humanité et d'un bon français, de tracer un léger aperçu sur l'origine de cette épidémie; d'indiquer les causes qui peuvent avoir favorisé sa propagation sous tant de climats différents, où elle a été importée; de signaler, les mesures d'hygiène, de police et de salubrité les plus propres à l'arrêter; enfin de faire connaître les remèdes les plus efficaces pour la combattre, si on a été assez malheureux que d'en être atteint, malgré tous les moyens préservatifs ordonnés et mis en exécution par l'autorité, avec la plus paternelle sollicitude.

Synonimie du Choléra-morbus.

Les auteurs ont désigné ce flux bilieux sous différents noms. Junker l'a appelé diarrhée cholérique;

Sydenham, passion cholérique ou Choléra-Morbus; Lieutaud, Trousse-Galant; et dans les Indes Orientales, au rapport de Bontemps, de Thevenot, de Dellon, de le Begue de Fresle et de Lind, les naturels le connaissent sous le nom de mordechi, mort ou mal de chien.

Symptômes ordinaires du Choléra Sporadique d'Europe.

Vomissemens, douleurs vives à l'estomac et dans les intestins; selles fréquentes, d'abord bilieuses, puis verdâtres ou grises, quelques fois noires; pouls petit, accéléré; douleurs lombaires, chaleur brûlante à l'intérieur, froid aux extrêmités, prostration de forces, crampes des membres; durée de quelques heures, et presque jamais au-delà du septième jour; rarement mortel, quelques fois épidémique, mais dans aucune circonstance réputé contagieux.

Symptômes ordinaires du Choléra Endémique de l'Inde.

Sentiment de plénitude et douleur dans l'estomac et les intestins; vomissement d'un fluide aqueux et inodore; selles fréquentes et pénibles; contraction dans le cœur et la région précordiale, soif et chaleur interne; crampes violentes dans les extrémités supérieures et inférieures, affaiblissement du pouls, défaillance, spasmes très-prononcés, chute totale des forces; très-souvent mortel, mais toujours regardé comme sporadique.

Symptômes spécifiques du Choléra pestilentiel de l'Inde.

Cardialgie atroce, vomissemens continuels et selles plus ou moins fréquentes et douloureuses; pouls intermittent presque insensible, perte absolue des forces, syncope, refroidissement du corps dès l'invasion; sueur froide, peau bleuâtre, pourpre et livide; figure abattue, consternée, yeux vitrés et environnés d'un cercle noir dans leurs orbites, ongles d'une teinte bleue lèvres pourpres ou livides, extrémités du corps couleur lie de vin, spasmes et convulsions violentes, enfin aspect cadavéreux et mort quelques fois au bout d'une heure, mais souvent après quatre, six ou douze seulement. Il est des cas où la mort est instantanée, et les malades tombent comme frappés par la foudre ou comme asphyxiés. Ce choléra est aujourd'hui évidemment contagieux, à la manière d'un typhus.

Naissance et marche progressive de cette épidémie dans l'Indostan.

C'est au mois d'août 1817, qu'on observa les premiers symptômes de cette maladie, à Jessore, ville située au milieu du Delta de Gange ; ses ravages furent si grands, que malgré une émigration générale, elle y fit périr encore plus de six mille habitans. Une pareille mortalité inspira d'autant plus d'effroi, que jamais le Choléra, quoi qu'endémique dans l'Inde, n'y avait été si meurtrier et si répandu, puisque bientôt après son apparition à Jessore, il envahit toutes les provinces du bas Bengale.

On le vit peu de temps après parcourir un espace de plus de deux cents lieues, ravageant avec fureur tout le Delta du Gange, et fesant périr dans moins d'un mois, huit mille soldats de l'armée du marquis d'Hastings, lord Moira. En mars 1818, ce fléau se déclare dans la ville de Banda, et y tue dix mille personnes. Le Mysore, la côte de Coromandel, Agra, Delhi, Sangour, Mundelah, Nagpour, Bombay, Pondichéry, Madras, Calcuta et l'île de Ceylan ne furent point à l'abri de ses fureurs, durant le cours de la même année.

C'est en 1819 que cette épidémie s'avança des contrées de l'Asie qui sont à l'Orient du Bengale, et qu'elle s'établit dans les provinces d'Aracan, parcourut la presqu'île de Malacca, l'île de Penang, les îles Philippines, le royaume de Siam et fit périr à Manille, dans la première quinzaine d'octobre, quinze mille personnes. On croit que la maladie y avait été importée par les navires qui venaient des lieux infectés; aussi le gouverneur de Cavite, interrompit-il toutes les communications par mer : l'Ile-de-France fut envahie en novembre 1819, et l'Ile-Bourbon, en janvier 1820.

Les îles de la Sonde, Batavia et le port de Canton, furent atteints dans l'été de 1820. Batavia perdit dix-sept mille habitans, et la mortalité fut effrayante à Canton, à cause de sa nombreuse population.

Par les relations de Mascate, avec Bombay, cette première ville, située à l'entrée du golfe Persique, fut infectée du fléau pestilentiel en 1821. Il y déploya une si grande violence lors de son irruption, que souvent dix minutes suffisaient pour amener la mort. Bahreim, Buschir sur le territoire de Perse, et Bassora à l'embouchure de l'Euphrate, furent successivement en proie à ses ravages; Bassora perdit, dit-on, quinze mille personnes en 11 jours, et Bahreim dix mille durant le cours de l'épidémie.

Avant la fin de la même année, les bords du golfe furent délivrés de la contagion, mais elle s'avança jusqu'à Téhéran, où elle fit cinq mille victimes, avant l'arrivée du froid qui l'arrêta. C'est en 1822 qu'elle s'introduisit à Ispahan, et qu'elle parcourut une grande partie de la Perse. Les bords de la mer Caspienne et de la mer Noire furent menacés en même-temps. Bagdad et ses environs furent atteints en septembre; mais c'est par la voie de Bassora que la Syrie et les côtes de la Méditerranée furent infectées. En effet,

Bassora étant par ses relations commerciales avec l'Inde, le pays situé entre golfe Persique et la Méditerranée, une espèce de marché général pour l'Asie et l'Europe, ne pouvait que devenir un foyer propagateur de ce redoutable fléau, à raison de ses caravanes et de sa navigation du Tigre et de l'Euphrate. C'est ainsi que le choléra parut successivement en 1822, en juillet à Moussol, en août à Merdine, en septembre à Diarbekir, en octobre à Orfa et en novembre à Biri, Ontab et Alep, où le froid de décembre suspendit ses effets meurtriers. Mais il reparut dans le mois de juin 1823, dans toutes les villes de la Syrie, et il se porta rapidement sur les bords de la Méditerranée où l'on trouve des causes locales d'infection, aussi multipliées que sur les bords du Gange. Antioche, Lattaquié, Damir, et les lieux environnans, furent atteints durant cette période de nouvelle invasion, et la maladie y acquit un tel degré d'intensité, que la mort survenait deux heures après les premiers vomissemens. Que de bonheur pour l'humanité, que d'actions de grâces à rendre à la Providence pour avoir permis qu'un fléau si destructeur, ne se soit point acclimaté dans des lieux aussi insalubres ! Une fois introduite dans la basse Egypte, la contagion du Delta, mariée à celle du Nil, serait devenue un objet permanent d'épouvante pour les populations commerçantes des bords de la Méditerranée (1)

État stationnaire du Choléra, pendant plusieurs années sur les bords de la mer Caspienne et en Perse.

Il paraît certain que les caravanes de la Chine à Orembourg l'apportèrent à Astracan, dans l'été de

---

(1) *Rapport au Conseil supérieur de Santé sur le Choléra-morbus de l'Inde*, par M. Moreau de Jonnès ; 1824.

1823, et que les habitans des bords de la mer Caspienne en furent désolés. Les contrées environnantes en furent aussi affligées durant les années intermédiaires ; la maladie sembla s'y concentrer, se reproduisant par intervalle, sans avoir des suites bien funestes, jusqu'au printemps de 1829, où elle arriva à Bukara, dans l'Asie centrale. Orembourg et son territoire furent bientôt infectés, pendant les derniers mois de la même année et dans les premiers de 1830. Au printemps Tauris est atteint ; Tiflis et Astracan le sont en juillet et en août, et éprouvent des pertes considérables. Les contrées limitrophes ne sont point épargnées. De l'embouchure du Volga, le fléau remonte le cours de ce fleuve et parvient à Moscou, dans les derniers jours de septembre. Une ville aussi populeuse ne pouvait offrir qu'une vaste pâture à la contagion ; on en peut juger par le bulletin suivant, malgré que la saison n'ait pu que contribuer à arrêter ses progrès. Depuis le commencement de la maladie jusqu'au 8 novembre, il y a eu à Moscou 5,390 malades, dont 2,849 sont morts et 1,718 ont été guéris.

Tout pouvait faire croire que les hautes mesures de police sanitaire, employées par le gouvernement, telles que l'isolement, la séquestration, le transport des malades dans les hôpitaux, et la surveillance la plus rigoureuse, seraient plus que suffisantes pour en arrêter la propagation, hors de l'enceinte de la ville ; et cela avec d'autant plus de facilité que les médecins ayant abandonné l'idée de l'infection, ne regardaient plus la maladie que comme une contagion véritable, qui se communiquait plutôt par le contact, qui par l'empoisonnement de l'atmosphère. Cependant l'on vient d'apprendre, qu'elle a franchi les barrières qu'on lui a opposées, et que sans les rigueurs de la saison, St-Pétersbourg aurait pu en être atteint cette année. Au printemps, le danger peut n'être pas moins réel pour cette grande capitale, parce que l'hiver qui suspend le plus souvent l'action délétère des miasmes typhodes, et les contagions des contrées méridionales, laisse un libre cours à leurs nouveaux ravages, à l'approche du printemps et durant les chaleurs de l'été. Ainsi, plusieurs villes de l'Inde, notamment Agra et Bombay, ont été successivement atteintes pendant trois fois de l'épidémie; la Syrie la vue renaître en juin, quoiqu'elle en eut été délivrée au mois de décembre de l'année précédente.

Le Choléra de l'Inde est-il contagieux ou simplement épidémique? Pourrait-il avoir ce double caractère?

Pour décider cette question sans controverse, il n'y a qu'à jeter les yeux sur l'itinéraire de ce fléau pestilentiel. On verra que depuis 1817, première date de son origine jusqu'à ce jour, il a parcouru la distance presque incommensurable d'Amboine à Moscou et de Canton à Alep; que dans l'intervalle d'une année et demie, il a rasé sous des latitudes d'une différence énorme, quarante-sept mille lieues carrées et franchi dans quarante-cinq jours les 350 lieues qu'on compte d'Astracan à Moscou. Une rapidité aussi étonnante a de quoi effrayer les esprits les moins timorés, et faire croire qu'il pourrait tenir tout à la fois de l'épidémie et de la contagion.

Ce serait sans doute se refuser à l'évidence, que de ne pas reconnaître un caractère éminemment contagieux, à une maladie qui s'est successivement répandue dans les pays les plus sains, à la suite des caravanes venant des pays infectés; qui a suivi la navigation des fleuves, depuis leur embouchure jusques dans l'intérieur des provinces ; qui a été disséminée par les armées, par les voyageurs et les fuyards, à travers les déserts et sur les montagnes. Le tableau de sa marche progressive dans l'Inde, et toujours par la voie des relations commerciales, par le contact des personnes infectées, prouve d'une manière irrécusable, son extrême contagion. Ainsi on voit le Choléra introduit à Bombay, au rapport du docteur Taylor par un seul homme arrivé du village de Panwel; et un détachement de troupes parti de ce village, le transporte à Salsette, isle située à une distance de sept lieues. La frégate anglaise la Topaze, qui en 1819, importe de Calcuta la contagion à l'île Maurice, et le débarquement clandestin du port Louis qui la communiqua à l'île Bourbon, sont deux faits publics, avérés, et qu'on ne peut nullement contredire.

L'introduction du même fléau a eu également lieu, de Bagdad à Merdine, ville de la Mésopotamie, située sur la montagne, par la voie du commerce; la même communication a été observée dans toutes les villes de la Syrie ; ainsi lorsque la maladie se manifesta à Hama, ce fut sur une place ou arrivaient les caravanes d'Antioche, ville qui fournit beaucoup de monkres ou muletiers. Des habitans de Damir, faubourg de Damas, ayant transporté du sel à Hama, furent, à leur retour, atteints de la contagion.

Pourrait-on croire que ce soit autrement que, par les caravanes de terre, par les transports maritimes, ou par les navigations des fleuves, que la maladie a pu pénétrer d'un point donné, dans les différentes stations de l'Inde, les plus opposées par leurs climats et par les mœurs de leurs habitans, mais toutes rapprochées par les liens du commerce. La même voie ne l'a-t-elle pas conduite dans l'intérieur de la Perse, sur les bords de la mer Caspienne, et jusques dans les provinces russes ? Aurait-elle pu suivre sur les bords du Volga, un autre mode de propagation que sur les bords du Gange, de l'Indus, du Tigre et de l'Euphrate, lorsqu'on l'a vue sévir avec la même violence, la même fureur sur les montagnes du Népaul frontière du Thibet, et sur les sables brûlans de l'Arabie ?

L'histoire de ce fléau, n'est donc que le hideux panorama de la plus horrible contagion ; et c'est sur la tombe de plus de quatre millions de victimes, que l'impitoyable mort a déjà écrit ses dévastations et ses ruines.

Mais pour ne pas paraître trop exclusif dans le système de la contagion, je ne dois rien taire de tout ce qui aurait pu faire contracter un type épidémique au choléra actuel. C'est un principe reconnu, qu'une maladie d'une nature contagieuse peut se transmettre par l'air, du moment qu'il y aura un très-grand nombre de malades atteints de la même affection, comme on le voit dans toutes les grandes épidémies de variole, quoique dans son irruption, il n'y ait eu qu'un seul malade, d'où est ensuite venu le foyer général. C'est ce qui m'autorise à dire, que selon les circonstances, toute contagion peut donner lieu à une épidémie, et toute épidémie devenir une contagion. C'est sur la connaissance exacte de ces lois physiologiques que sont fondés aujourd'hui les grands principes d'hygiène, et de la salubrité publiques Il faudrait être, en effet, étranger aux progrès de l'art, pour ignorer les affinités qui existent entre les maladies contagieuses et les maladies épidémiques, et *vice versa*. Dès leur invasion, elles peuvent êtres distinctes ; mais au moment où elles s'étendent sur de grandes populations, alors elles se confondent et se manifestent avec ce double caractère. Voilà une doctrine qui s'applique tout naturellement au choléra de l'Inde. Là cette maladie qui, dans les temps ordinaires, est purement endémique, a pu prendre dès l'année 1817, d'après des dispositions insolites de l'atmosphère, et un état vicié des lieux, un caractère miasmatique et contagieux, qui s'est soutenu ensuite par la multiplicité des malades, et qui l'a élevée au rang des épidémies. Ce n'est que de cette manière, qu'on peut expliquer sa marche progressive, constante et si rapide, dans des circonstances et dans des lieux si opposés à sa propagation, et si éloignés par leur position géographique.

Je n'ai jamais douté que dans les grandes irruptions de fièvre jaune et de peste, les miasmes ne puissent être transportés par l'air et par les vents, et se rendre ainsi communicables à une certaine distance. (1) Ne sait-on pas que les effluves qui s'élèvent des lieux marécageux, où il y a pour l'ordinaire tant de substances animales et végétales en putréfaction, portent quelquefois leur maligne influence, jusqu'à une distance de près de deux lieues ?

C'est vraisemblablement d'après la même conviction, que le consul général de St-Jean-d'Acre, écrivait en 1823 : « les Arabes ont donné au Choléra-morbus, qu'ils ne croyaient pas contagieux, le nom de *el hawa*, vent pestilentiel : et que les Francs qui observaient alors les mêmes précautions que dans la peste, y

---

(1) Gilbert, un de nos plus célèbres médecins vétérinaires, assure qu'une maladie épizootique charbonneuse, s'est communiquée sous ses yeux, par cette voie à des bestiaux entièrement isolés, mais sous la direction du vent.

ajoutaient la fermeture des portes et des fenêtres, quand le vent commençait à souffler du côté où il y avait des attaqués. » Ainsi on peut dire que dans ce cas, l'atmosphère devient un foyer d'infection, et donne aux miasmes contagieux un levain épidémique.

Mais alors peut-on être autorisé à rejeter comme inutiles, toutes les mesures de précautions et de police sanitaire? Non, sans doute, parce qu'une épidémie de cette nature cesse, du moment que la contagion est arrêtée, l'infection de l'atmosphère n'étant que le produit de celle du sol.

Lois Physiologiques sur la contagion en général, applicables au Choléra de l'Inde.

C'est un phénomène assez commun en médecine, de voir une fièvre simple dégénérer, si les malades qui en sont atteints, habitent des lieux mal sains et insalubres; mais si dans les mêmes circonstances, les malades se multiplient; s'ils sont mal soignés, mal logés, mal vêtus, et surtout s'ils ont été mal nourris, comme cela arrive toujours durant un siège et un blocus, ou dans un temps de disette; si leur moral est travaillé par la crainte et par la terreur; s'il y a de plus encombrement dans les hôpitaux, alors la contagion renforcée par une grande quantité de nouveaux miasmes, se propage, s'exalte avec violence, et acquiert bientôt le plus haut dégré de malignité; comme cela a été observé dans les typhus de Mayence, de Gênes et de Torgau, qui vont eu un caractère presque pestilentiel. Ainsi c'est par l'histoire des affections typhodes qui s'engendrent dans les prisons, à bord des vaisseaux dans les expéditions lointaines, ou qui se sont déclarées sur les pontons anglais, lors des guerres de la révolution, que nous pouvons parvenir à connaître l'origine des fièvres qui ont un miasme humain pour principe, et juger pourquoi les peuples nomades, étrangers à toute civilisation, ne les connurent jamais.

A mon avis une fièvre ne peut jamais devenir contagieuse, à part celles qui ont un virus spécial et exanthématique, que lorsqu'elle a pu donner lieu, à raison de circonstances défavorables, à la formation d'un élément typhode, véhicule de toute contagion febrile. En quoi consiste cet élément ? Est-ce un gaz ? Est-ce une vapeur animale putride, délétère qui s'élève du corps des malades, de leurs excrétions, ou qui s'échappe de leur organe pulmonaire ? je n'en sais rien ; peut être toutes ces différentes voies concourent ensemble ou isolément à engendrer l'atmosphère morbifique qui entoure alors les malades, d'une espèce de nuage pestilentiel Ce principe posé et admis, n'est-il pas vraisemblable que le Cholera-morbus quoique purement endémique dans l'Inde, ou il est resté concentré jusqu'en 1817, sans y avoir exercé de grands ravages, s'est compliqué dès cette époque, avec un typhus ? Ce qui nous expliquerait facilement son émigration et son transport par la voie du commerce, dans les pays les plus opposés par leurs climats, à celui de l'Indostan. Cette idée que j'ai profondément méditée, est la seule qui s'applique aux causes les plus réelles de sa dégénérescence. Son état stationnaire durant l'hiver ; son développement sur les montagnes ; sa réapparition dans les villes déjà infectées et sa communication immédiate par l'intermède du commerce, des voyageurs et des fuyards, sont, comme on sait les caractères de nos typhus d'Europe. Si la symptomatologie de celui de l'Inde diffère de la leur, c'est que ce dernier marche aujourd'hui avec une rapidité si effrayante, que la mort arrive avant la manifestation de tous les signes, qui appartiennent à nos fièvres pernicieuses ou ataxo-adynamiques. (1)

L'observation que l'on vient de faire à Moscou, que les pauvres, habitant des lieux mal sains, humides et mal aérés, où la population est agglomérée ; qui mangent des substances alimentaires crues, qui boivent avec excès des liqueurs fermentées, périssent presque tous de l'épidémie ; que ceux qui éprouvent des affections morales débilitantes, telles que le chagrin, la tristesse, la terreur, en sont promptement les victimes ; tandis que les riches qui sont dans des conditions plus favorables, sont plus rarement atteints, et guérissent en plus grand nombre ; cette observation, disons-nous, démontre encore l'analogie qui existe, entre le Choléra du Bengale et une affection typhode.

Si par des moyens hygièniques, on parvient à le dépouiller d'une si fâcheuse complication, il deviendra même à Moscou, ce qu'il a toujours été anciennement dans le lieu de son origine ; il pourra alors être comparé, jusqu'à un certain point, à notre Choléra d'Europe, qui est toujours sporadique, quelquefois légèrement épidémique durant les fortes chaleurs de l'été, si l'on excepte toutes fois celui que Sydenham a si bien décrit, aux années 1669 et 1676, et qu'il classe au rang des épidémies, sans lui avoir jamais reconnu, ni même soupçonné rien de contagieux. En effet, « cette maladie, comme le dit ce grand médecin, arrive aussi presque constamment sur la fin de l'été, et aux approches de l'automne, que les hirondelles au commencement du printemps, et le coucou vers le milieu de l'été. » C'est ce que l'on voit princi-

---

(1) Voyez notre ouvrage qui a pour titre : *Guide Sanitaire des Gouvernemens Européens*, 2 vol in-8°, Paris, 1826.

palement dans le Midi de la France, durant les mois de juillet et d'août. Cette maladie est rarement mortelle dans nos climats pour les adultes ; l'opium à haute dose en est le remède spécifique ; mais il est digne de remarque, qu'à Marseille, la mortalité générale augmente durant ces deux mois, par les effets funestes de cette cruelle affection sur les enfans. Ajoutons que le Choléra n'a jamais excité la moindre crainte, ni la moindre terreur dans l'enceinte de nos grandes villes ; et que puisque celui qui vient d'être introduit à Moscou, cause de si vives alarmes à l'Allemagne entière, il faut bien qu'on lui reconnaisse quelque chose de pestilentiel. C'est sous ce rapport analytique, que cette contagion doit être étudiée, si l'on veut en connaître la véritable nature et des moyens les plus propres à en arrêter la propagation.

Analogie du Choléra actuel de l'Inde, avec la fameuse peste noire du 14me siècle.

C'est dans l'histoire que j'ai puisé tous les documens qui établissent cette analogie, en attendant que les médecins qui doivent aller étudier la maladie sur le théâtre de ses ravages, puissent nous en démontrer l'identité. Je ne vais être ici que le simple narrateur des faits rapportés par Inarius, les deux frères Villani et Boccace, témoins oculaires de la contagion, qui dans le court espace de quatre mois, enleva à Florence cent mille de ses habitans. C'est cette maladie qui promena ses fureurs dans tout le monde connu, et à laquelle on donna le surnom de *peste noire.* « Elle partit, nous dit Papon (1), du royaume de Catay, au nord de la Chine, en 1346, se glissa dans l'Inde, parcourut la Turquie d'Asie et

---

(1) *De la Peste*, tome premier, page 103 et suivantes.

d'Europe, pénétra en Egypte et dans une partie de l'Afrique, fut portée en Sicile par des vaisseaux venant du Levant en 1347, de là elle passa par le même moyen, à Pise et à Gênes ; infecta, en 1348, toute l'Italie, excepté Milan, le pays des Grisons et d'autre contrées voisines des Alpes, où elle fit peu de ravages ; franchit ces montagnes, la même année, désola la Savoie, la Bourgogne, le Dauphiné, la Provence, le Languedoc ; pénétra en Catalogne, dans les royaumes de Grenade et de Castille, et parcourut presque toute l'Espagne. Elle ravagea en 1349, l'Angleterre, l'Ecosse, l'Irlande et la Flandre, à l'exception du Brabant, où elle fit peu de mal ; porta en 1350, ses fureurs en Allemagne, dans la Hongrie, le Dannemarck, et dans presque tout le nord de l'Europe, d'où elle revint pour ainsi dire sur ses pas, dévasta la partie de la France qu'elle avait laissée intacte, désola de nouveau, en 1361, celle qu'elle avait déjà attaquée ; retomba sur l'Italie qu'elle dépeupla, et finit en 1363, après avoir emporté, s'il faut en croire Villani et d'autres historiens, les quatre cinquièmes des habitans de l'Europe. » Mezeray, nous peint encore en traits plus déchirans cette calamiteuse époque. « Durant ces temps, les hommes étaient tourmentés de tous les fléaux du ciel. Un tremblement de terre universel même en France, et dans les pays septentrionaux, renversait les villes tout entières, déracinait les arbres et les montagnes, et remplissait les campagnes d'abîmes si profonds, qu'il semblait que l'enfer eut voulu engloutir le genre humain. Cette disgrâce n'était pas si grande et ne fit point d'effets si funestes, que ceux que produisit la peste qui dépeupla la face de la terre, de plus de la moitié de ses habitans (1).

---

(1) *Histoire de France*, in-folio, tome 2, page 418.

Mezeray rapporte aussi son origine au royaume de Catay. C'est à cette époque désastreuse et si propre à exalter les imagionatins, que s'établit en Hongrie, et se répandit ensuite dans toute l'Allemagne, la confrérie des Flagellans, hommes qui poussés par un esprit de pénitence, parcouraient les rues pieds nus, tenant chacun une croix à la main gauche, et des disciplines de la droite, dont ils se déchiraient le corps, en criant *miséricorde Seigneur*. C'est la même épidémie qui fit cent vingt mille victimes à Avignon, au nombre desquelles Pétrarque eût à pleurer la belle Laure.

D'après ce que je viens de dire de l'invasion progressive de la peste noire et de son origine, on voit que l'une et l'autre se rapportent exactement au Choléra-morbus actuel; mais la similitude sera encore bien plus frappante si on compare leurs symptômes. Dans l'ancienne épidémie « l'estomac était bouleversé par des vomissemens perpétuels ; les déjections alvines étaient noires, jaunes et cendrées, et aussi copieuses que dans la lienterie ; elles étaient puantes. Les urines étaient noires ou rouges, et bien souvent supprimées ; l'haleine frappait l'odorat par sa fétidité ; les jours funestes étaient le premier ou le second, le troisième ou le cinquième, enfin le septième. » Que voit-on de moins dans la maladie de Moscou ? La seule différence qui les distingue dans leur itinéraire, c'est que la peste du 14me. siècle envahit l'Europe par le Midi, et que celle du 19me., la menace par le Nord.

Mais conclura-t-on de cette analogie, que les craintes qu'elle inspire, seraient aussi fâcheuses sous le rapport du moral, que les approches et l'invasion même de l'épidémie, pourraient le devenir sous le rapport physique ? Que l'on se rassure ! ce que je viens de dire est le *qui vive* de la sentinelle, qui placée dans un poste avancé, préserve une armée entière de la surprise de l'ennemi.

Mesures d'hygiène et de salubrité générales, pour prévenir la propagation du Choléra.

Si on parvenait jamais à reconnaître que cette maladie est purement épidémique, c'est-à-dire, dépendante des miasmes qui nagent dans l'atmosphère, et qui sont charriés par les vents, suivant leur direction, nul doute qu'aucune puissance humaine, ne pourrait arrêter sa dissémination; la fuite dans les lieux les plus innaccessibles, serait la seule voie de salut; l'humanité devrait alors subir sa triste destinée, comme cela est malheureusement arrivé au moyen âge, durant les épidémies qui ont ravagé avec tant de fureur, plusieurs contrées de l'Europe. En examinant ci-dessus cette question, j'ai accordé à l'épidémie tout ce qui peut, dans les circonstances présentes lui être légitimement dû; et il est impossible de ne pas voir, quand on jette les yeux sur l'itinéraire du Choléra dans l'Inde, que sa propagation lente et successive dans les contrées qu'il a parcourues, dans le cours de sept années, n'a point été une irruption atmosphérique, parce que celle-ci marche pour l'ordinaire, avec les ailes du vent.

La contagion une fois admise et reconnue, les gouvernemens doivent se mettre à l'œuvre pour garantir leurs états. C'est ici qu'ils doivent déployer une haute prévoyance et une fermeté qui assure l'exécution des lois, pour le maintien de la tranquillité publique. Sans interrompre les communications avec leurs voisins, celles-ci doivent seulement être soumises à une surveillance active. Des cordons seront établis; mais loin de bloquer étroitement les lieux infectés, il faut leur donner une enceinte de plusieurs lieues. Les personnes et les marchandises subiront des quarantaines, et des purifications qui peuvent extraordinairement abréger ces quarantaines; leur longueur devenant aussi onéreuse au commerce, qu'accablante pour les individus. C'est là un grand objet de réforme pour les temps présents; mais si d'une rigueur excessive on passait brusquement à une liberté illimitée, on pourrait faire des essais malheureux.

Dans un cas d'infection bien avérée, et non sur des bruits populaires qui sont toujours fort exagérés, l'autorité doit établir de suite des lazarets temporaires, et des lieux réservés. Les premiers sont destinés à recevoir les marchandises et les individus évidemment infectés; et les objets légèrement compromis ou soupçonnés, seront renfermés dans les derniers sous des hangards. Quant aux moyens désinfectans, on emploie, suivant l'exigeance des cas, les sereines ou l'exposition au grand air, au vent et à la pluie, les aspersions avec l'eau chlorurée, les lavages, les ablutions, les bains, les immersions dans l'eau bouillante ou dans le vinaigre. (1) Les fumigations Guittonniènes, sulfureuses et acides, ont joui tour à tour d'un grand crédit; mais l'enthousiasme qu'elles ont excité ne s'est pas toujours soutenu; d'ailleurs elles sont très-incommodes dans les lieux habités. Quant à la purification des lettres, le vinaigre pur et sans mélange d'acide sulfurique, doit être toujours préféré, parce que le chlore ne pourrait avoir une action sur les miasmes, sans

---

(1) Le célèbre Sir Humphrey Davy, a conseillé l'emploi du sulfureux et de l'eau bouillante pour la désinfection de la soie et du coton.

que cette action elle-même se portât sur l'écriture, qui en serait infailliblement détruite.

Les villes populeuses doivent être divisées en sections ou quartiers. Des officiers civils et militaires seront spécialement chargés de la police et des subsistances. Les malades indigents doivent être transportés de suite dans les hôpitaux, pour y recevoir de prompts secours. Suivant le besoin, on doit établir des hospices auxiliaires, qu'on placera dans les lieux les plus aérés, afin d'éviter l'encombrement et l'accumulation des miasmes ; ces maisons jouiraient d'une plus grande salubrité, si elles étaient placées hors de l'enceinte des grandes villes.

Indépendamment du service de santé dans les hôpitaux, il doit y en avoir un autre, qui exerce sa surveillance sur la population entière, afin qu'aucun malade nouveau n'échappe à ses investigations ; que les décès soient légalement constatés ; les maisons purifiées, et les sépultures aussi promptement ordonnées, que le réclamera la salubrité publique.

La police ne tolérera point la vente des hardes, des effets et des meubles qui auront appartenu à des morts ou à des malades, avant que leur purification ait été complète, et dûment reconnue par les magistrats de santé.

Toute cause d'infection locale, sera sévèrement détruite, et la propreté maintenue avec rigueur dans les halles, les marchés, et les boucheries. Les réunions publiques seront interdites, parce qu'elles favorisent l'infection générale. L'administration supérieure, fera en outre, tous les réglemens sanitaires que pourront comporter les localités. L'ignorance des premiers principes de l'Hygiène, a bien pu anciennement laisser propager en liberté les maladies contagieuses, et n'opposer d'autres obstacles à leurs ravages, qu'une nécéssiteuse résignation. Mais ce ne sera pas dans un siècle de lumières et au sein de l'Europe civilisée, que la peste du Bengale, pourra pendant long-temps encore épouvanter les nations.

Les bons effets des mesures préservatives contre le Choléra, ont été reconnues par les médecins de Bombay. En prescrivant l'interruption des communications entre les pays infectés, et ceux qui ne l'étaient pas encore, des quarantaines et divers moyens de police sanitaire, ils sont parvenus à en arrêter la propagation. Si ces mesures étaient devenues générales dans tout l'Indostan, les seules possessions de la compagnie anglaise, n'auraient pas perdu deux millions et demi d'habitans, et l'humanité n'aurait pas à gémir sur une si ample moisson de lugubres cyprès.

C'est la séquestration et le cordon établi au tour de la ville de Saint-Denis, qui a arrêté si promptement les progrès du Choléra à l'Ile Bourbon; tandis que l'Ile Maurice a eu plus de vingt mille malades pour n'avoir rien opposé à ses dévastations. C'est surtout dans cette première Ile, que la contagion y a été manifeste, d'après le rapport du docteur Labrousse. Il a suivi la maladie pas à pas, et a remarqué qu'elle a mis 17 jours pour parcourir 150 toises; des nègres, des gardes malades, ont transporté le Choléra dans des habitations non infectées. Des prisonniers de la Géole, occupés à charrier des malades et des cadavres, ont succombé dans leur emploi; et les infirmiers du Lazaret et de l'Hôpital ont été également atteints. Le même praticien assure de plus que la maladie n'a jamais franchi la ligne du cordon. On avait déjà observé à Bagdad, la première fois qu'elle s'y manifesta, qu'il n'y eut d'attaqué que le coté du fleuve fréquenté par les marchands Arabes qui venaient des pays infectés.

Enfin, au moment où le Choléra était sur le point d'envahir Alep, M. de Lesseps, consul général de France, se réfugia dans un jardin, à quelque distance de la ville. Il y établit une colonie d'environ deux cents personnes, composées d'étrangers et de naturels. On y observa toutes les précautions usitées dans les Lazarets, et il n'y eut pas un malade ; tandis qu'en 8 jours, Alep perdit quatre mille personnes.

Qu'opposer à des faits aussi concluans, et combien y trouvons-nous de garanties pour notre avenir !

Quant à l'hygiène privée, elle consiste dans le bannissement de toute crainte et de toute idée mélancolique, dans un régime sobre, la respiration d'un air salubre, un exercice modéré, l'éloignement des lieux infectés, l'emploi des chlorures de chaux et de soude comme désinfectans ou préservatifs, et surtout dans l'usage journalier à l'intérieur de l'eau fortement acidulée avec le vinaigre ou le suc de citron, acides qui dans toutes les maladies pestilentielles, ont toujours été reconnus éminemment antiseptiques, et qui dans la circonstance, doivent être considérés, selon nous, comme l'antidote naturel du Choléra.

Méthode curative.

Dans le Choléra-morbus de l'Europe, qui est toujours sporadique, et dépend de la chaleur de l'été, on emploie dès le début, les boissons mucilagineuses, gommeuses, acidulées, telles que l'eau de groseille, la limonade, l'eau de mauve, de gomme, l'eau de poulet, et quand les évacuations ont pu donner un libre cours à la bile, alors on a recours à l'opium, pour arrêter tous les symptomes. Mais si la maladie s'annonçait par une douleur très-vive à l'estomac, par des vomissemens continuels, par des coliques violentes, par des crampes, alors on donnerait le spécifique à haute dose, comme de quatre à six grains parce que le narcotisme est moins à craindre, quand le spasme a une grande intensité. Mais dans le Choléra contagieux ou typhode, comme celui de l'Inde et de Moscou, la maladie est quelquefois si promptement mortelle, qu'aucun remède ne peut être utile, le spasme arrête la circulation du sang, et la mort ressemble à une asphyxie. Heureusement que ces cas sont très-rares; dans le plus grand nombre, la médecine devient réellement efficace, et démontre que ce n'est pas envain qu'on y a recours, surtout dans l'invasion.

On a observé à Moscou, que la première période du Choléra étant marquée par un refroidissement des membres, la principale indication à remplir, était d'abord de rappeler la chaleur, et qu'en l'obtenant on pouvait espérer la guérison. De là, l'emploi des sudorifiques, du cataplasme aromatique, composé avec les graines de foin et les débris de cette substance, enveloppés dans un drap trempé dans l'eau chaude et appliqué sur tout le corps, à l'aide duquel on parvient à exciter une abondante transpiration. Ce remède populaire et si économique, a déjà mérité à son auteur une récompense nationale; et le modeste citoyen de Smolensk, s'est ainsi placé sans s'en douter au rang des premiers bienfaiteurs de l'humanité. Ce remède nous paraît d'autant plus rationnel, qu'en considérant la maladie de Moscou comme compliquée avec un typhus, les sudorifiques ne peuvent que convenir, parce qu'on sait par une longue expérience, qu'ils ont toujours agi avec succès dans l'invasion des fièvres miasmatiques.

Comme c'est le spasme seul, et non l'inflammation

qui tue en quelques heures, et bien souvent en quelques minutes, après avoir détruit à la surface du corps la caloricité, et favorisé une congestion sur les organes internes, on ne peut trop se hâter de recourir aux bains d'enveloppe, aiguisés avec le sel marin, et chauffés à 32°. Les pédiluves sinapisés, les sinapismes, les vésicans et le cautère actuel, sont des révulsifs propres à rappeler la chaleur, et à faire cesser le spasme. Les frictions sèches, faites avec une étoffe de laine chaude et empreinte d'une fumée aromatique, remplissent la même indication. Dans les cas pressans, on a employé l'eau bouillante à la face dorsale du pied. Du temps de Thévenot et de Dellon, les Indiens avaient l'habitude de cautériser la plante des pieds avec un fer rouge. Ce dernier assure dans la relation de son voyage aux Indes, avoir été guéri lui-même par ce mode de cautérisation. Les bains tièdes, employés par M. le docteur Labrousse à l'île Bourbon, ont produit de très-bons effets. (1)

Si le médecin n'est appelé que lorsque la maladie est déjà parvenue à la seconde et à la troisième période, époques où tous les symptomes sont alarmants, l'opium à très-forte dose est alors l'ancre de salut. Les anglais associent dans l'Inde, l'éther au laudanum liquide, et le donnent à des doses énormes ; ils font usage du calomelas qui selon eux a une vertu sédative particulière, propre à diminuer l'irritabilité. A l'île de France on a obtenu de l'huile d'olive à l'intérieur, d'étonnans succès ; et l'on a dit que M. Goldemar, sauva, par son usage, trente-deux nègres, sur trente-six qui furent attaqués du Choléra. Les lavemens huileux ou mucilagineux pourraient aussi être donnés,

---

(1) *Du Choléra Morbus de l'Inde ou Mordechi*, par M. Keraudren, Paris, 1824.

au nombre de quinze à vingt, pour calmer les coliques, diminuer les évacuations alvines, et arrêter peut-être les vomissemens, et la cardialgie qui est quelque fois si déchirante.

Le docteur Cormick, s'est servi avec succès en Perse, de pièces de laine, humectées d'eau chaude (le vinaigre selon moi serait plus utile), et appliquées sur les bras et sur les jambes. Chez quelques hommes robustes et pléthoriques, dans la force de l'âge, on a observé que dès l'invasion, la saignée a été éminemment utile; mais il faut attendre le retour de la chaleur, car durant le frisson elle serait mortelle. Dans la Syrie, on a toujours commencé le traitement par une saignée de huit onces. Ensuite on a donné des limonades ou des boissons préparées, avec le suc de grenades aigres et douces; et quand on a pu suivre ce traitement pendant trois jours, la guérison était certaine. On a eu encore à se louer des fomentations avec le vinaigre chaud, sur les régions abdominales et d'une infusion de saule à feuilles larges et dentelées, bouillies dans le vinaigre, ainsi que de la décoction de quouba, espèce de bourrache très-abondante en Perse et en Syrie. Le fait suivant transmis par M. le Consul général à St-Jean-d'Acre, est trop important, pour n'être pas rapporté ici.

« Un jeune et vigoureux religieux de la mission des Carmes, atteint lui-même de l'épidemie à Bassora, éprouva un grand mal de tête avec des douleurs à la poitrine; il survint bientôt des vomissemens et la diarrhée. On le saigna au bras. On lui fit des scarifications aux jambes, et on le mit à l'usage du thé qui fut sa seule boisson, parce qu'il en reconnut de suite les bons effets. Après qu'il fut rétabli, il eut le bonheur de guérir deux autres malades avec le même traitement. »

En résumé dans le Choléra simple ou sporadique d'Europe, boissons acidulées, mucilagineuses, puis quelques grains d'opium. Mais dans le Choléra pestilentiel de l'Indé, emploi subit des sudorifiques à l'intérieur et à l'extérieur ; opium muqueux ou laudanum liquide à très-haute dose. L'éther peut y être associé avec succès, ainsi que tous les stimulans externes, sans en excepter le cautère actuel. La seignée est subordonnée au tempérament des malades, et à l'influence de la saison et des localités.

CONCLUSION.

Une maladie aussi formidable, que celle qui dans l'espace de sept ans, a porté ses ravages à une distance de plus de treize cent quarante lieues dans la direction du Nord au Midi, et de dix-neuf cents lieues dans celle de l'Est à l'Ouest ; qui depuis a parcouru la Perse, les bords de la mer Caspienne, de la mer Noire, et s'est élancée jusques sur Moscou, a du exciter des alarmes générales, et provoquer le zèle des médecins, pour remonter à son origine et à ses causes, son mode de propagation, n'étant déja malheureusement que trop bien connu. Tour à tour on a accusé les vicissitudes atmosphériques, la pluie, les brouillards, le vent du Sud, qui a agi comme un autre Kampsin, les alimens détériorés, et jusque aux phases de la lune ; mais ici les mystères de la nature se sont encore dérobés aux recherches de l'esprit humain, et l'on ignorera sans doute pendant long-temps encore, pourquoi une maladie a pris subitement un caractère pestilentiel, dans un lieu où elle n'avait jamais été, ni bien meurtrière, ni contagieuse ; pourquoi ne régnant que pendant l'été, elle a pu sévir durant l'hiver, comme on l'a vu à Tyberiade, principalement sur les juifs à cause de leur malpropreté, ce qui est encore un caractère d'analogie avec le typhus.

On a aussi observé en Syrie que les hommes forts robustes, ont été plus maltraités que les femmes ; les enfans, les oisifs, les gourmands plus que les personnes sobres ; les bilieux et les mélancoliques, plus que les sanguins et les phlegmatiques. C'est à l'excessive chaleur, à l'usage des nourritures échauffantes, et à l'abus des plaisirs de l'amour, qu'on attribua à la même époque, l'horrible mortalité qui dépeupla l'Yemen ou l'île Arabe.

On a généralement pensé que le Choléra s'est réproduit à Bagdad, et aux environs d'Alep, sans importation nouvelle, ce qui semblerait confirmer ce qu'a dit dernièrement M. de Humbold à l'institut, en assurant qu'on n'avait pu connaitre à Orembourg, l'origine de l'épidémie, qui s'y est déclarée durant l'hiver de 1829 ; mais il n'y a qu'à considérer que cette ville est très-marchande ; qu'elle est le rendez-vous des caravanes qui viennent de l'Inde, et qu'elle avait été précédemment infectée. D'où l'on est autorisé, selon nous, à conclure, que les miasmes du Choléra-morbus, comme ceux de la peste, peuvent sommeiller pendant plus ou moins long-temps, et ne faire de nouvelle explosion, que lorsque des circonstances particulières, favoriseront leur développement. Ainsi Van Swieten, rapporte que ce fut aux miasmes conservés pendant trente quatre ans, dans des maisons infectées, en 1679, que la peste de Vienne de 1713, dût son origine. Quelles précautions, quels soins minutieux, et qu'elle exactitude ne doit-on pas conséquemment apporter à la désinfection de Moscou et des autres pays infectés, si l'on veut prévenir le retour de l'épidémie.

Ajoutons enfin, que si sous le rapport physiologique, le Choléra actuel de l'Inde peut-être comparé à la peste et à la fièvre jaune, puisque ces deux dernières maladies n'en diffèrent que par de légères nuances, même dans leurs résultats cadavériques (en exceptant toutefois la matière argileuse qu'on trouve dans les intestins et qui est particulière au Choléra, comme le vomissement noir l'est à la fièvre des Antilles), il n'est pas étonnant que déjà parvenu à Moscou, il ait inspiré une espèce de terreur à l'Europe occidentale. Si comme on l'annonce, Bagdad et Odessa, sont réellement infectés, les côtes de la Méditerranée ne peuvent que courir un grand danger, et c'est alors que l'on reconnaîtra toute l'importance de leurs établissemens sanitaires. Mais quoiqu'il arrive, notre sol sera par mer à l'abri de la nouvelle contagion; le souvenir du passé, nous garantit le présent et l'avenir. L'intendance de Marseille, veille, en sentinelle avancée de la santé publique. Son zèle, son dévouement, son habileté, ses éclatans succès sont connus du monde civilisé ; et son Lazaret sera de nos jours, comme il a toujours été depuis 1720, la sauvegarde du Midi et le vrai palladium de la France.

FIN.

www.ingramcontent.com/pod-product-compliance
Lightning Source LLC
Chambersburg PA
CBHW070800210326
41520CB00016B/4773